LE CHOLÉRA

ATTAQUÉ, RAISONNÉ ET VAINCU,

PAR

UN MOYEN TRÈS SIMPLE.

Par Xᵉʳ LÈBRE, Mⁿ.

PRIX : 50 CENTIMES.

AIX. — TYPOGRAPHIE NICOT, COURS, 55. — 1866.

LE CHOLÉRA

ATTAQUÉ, RAISONNÉ ET VAINCU.

LE CHOLÉRA

Attaqué, raisonné et vaincu.

Dans le siècle de lumière où nous vivons
toutes les sciences ont fait d'immenses progrès.
La médecine a fait aussi son chemin, mais en
face du sujet que je vais traiter ici, nous la
voyons tous les jours s'avouer impuissante et
défiée: pour mieux s'en convaincre il suffit
d'examiner les résultats obtenus pendant
l'épidémie de 1865; dans toutes les villes où
le fléau a exercé ses ravages, malgré le zèle
et les soins constants des médecins qui ont
fait en cette circonstance plus qu'ils ne

devaient faire, puisque plusieurs ont été victimes de leur dévouement. Les remèdes et les
préservatifs n'ont pourtant pas fait défaut; il
n'est pas un journal qui n'ait donné au moins
trois ou quatre moyens de se préserver du
fléau, et cependant, j'ose dire, à mon grand
regret, que tous les auteurs de ces remèdes
ont éprouvé de grandes déceptions; puisqu'il
en est ainsi, je voudrais proposer un autre
préservatif le plus simple de tous ceux qui
ont paru jusqu'à ce jour, et peut-être le plus
efficace.

C'est avec peine que nous constatons que
les résultats obtenus en 1865 ne sont guère
plus satisfaisants que ceux obtenus en 1849
et en 1854; confiant dans mon nouveau mode
de préservation, je viens me mettre au rang
des observateurs et exposer en quelques pages
mon système.

Il serait difficile d'entreprendre une affaire
plus sérieuse que celle où l'humanité entière
est engagée; car, pendant ces temps d'épidémie, le fil de l'existence est coupé par la
moindre chose; il faut donc apprécier le motif

louable et désintéressé qui pousse les hommes à la recherche d'une découverte qui doit soulager toute l'humanité; et leur témoigner de la reconnaissance, lors même que leur système ne réussirait qu'à demi. Nos régions sont encore envahies par le terrible fléau; c'est donc le moment ou jamais d'écouter les observations et de mettre à l'épreuve les nouveaux systèmes, surtout lorsqu'ils sont inoffensifs; le succès couronnera ensuite l'œuvre.

Des différentes sortes de choléra.

D'après diverses remarques on peut distinguer deux sortes de choléra, le premier auquel on pourrait donner le nom de choléra éventuel (ou choléra-maladie) est celui qui présente chaque année dans diverses localités quelques cas isolés produits par un empoisonnement une congélation du sang ou partout imprudence ayant un caractère analogue. Je laisse les soins de celui-ci à la médécine, n'ayant aucun rapport avec celui dont j'ai à m'occuper. Tout ce que je puis dire, c'est que celui-ci n'est ni épidémique ni contagieux, ni infectueux ni transmissible, il est uniquement personnel.

Le deuxième, qui peut s'appeler choléra errant parce qu'il fait à son gré le tour du monde, est celui dont nous allons nous occuper à cause des grands ravages qu'il exerce dans nos régions et de la résistance opiniâtre qu'il oppose à ceux qui le combattent.

J'attribue la cause de celui-ci à un insecte, et je m'appuie pour cela sur la marche de la maladie. Cette marche est à peu près inexplicable si l'on ne l'attribue pas à un être animé, et elle devient très-compréhensible en l'appliquant à un insecte dont la forme et la grosseur nous sont inconnues, auquel on attribue, avec beaucoup de raison, la naissance du choléra. Cet insecte, qui est infiniment petit, se multiplie en raison de cela d'une manière prodigieuse.

L'entrée en France est une preuve évidente de l'existence de l'insecte ; en effet, d'abord, si le choléra qui a paru en 1865 était le choléra, maladie dont nous avons parlé plus haut, il ne se serait pas arrêté au Caire comme il l'a fait, il aurait remonté le cours du Nil jusqu'à sa source et nous voyons au contraire qu'il n'a pas voyagé plus haut que le Caire, et que de là il s'est avancé vers le Nord de la Méditerranée. On le voit apparaître à Beirouth, Smyrne, Constantinople, Marseille, Ancône, et quelques autres ports de l'Adriatique. Tout le monde sait qu'à Marseille il a fait son apparition au quartier St-Jean, et que les malheureux pélerins de la Mecque qui ont été les messagers du fléau ont payé les premiers de leur personne.

Il serait assez difficile de supposer qu'un miasme pût suivre ainsi une ligne presque directe et vint attaquer une ville sur son passage pour épargner tel ou tel autre pays, aux rues aussi sales que celles de la ville atteinte ; et si c'était un miasme résisterait-il aux coups de vent du mistral qui souffle assez souvent dans nos contrées? il serait emporté et la maladie cesserait dès lors immédiatement ou du moins elle diminuerait beaucoup; or, nous avons vu à Marseille, pendant les 3 jours que le vent du Nord a soufflé, la mortalité s'élever à un chiffre effrayant relativement aux autres journées, ces mêmes effets ont été constaté cette année à Arles, et pourtant tout le monde espérait une amélioration ces jours-là; donc si c'eût été un miasme, à mesure qu'il étendait ses ravages, en se combinant avec l'air, son intensité aurait diminué, et ses ravages auraient été dès lors moins grands; cependant que s'est-il passé à Arles, à Toulon à la Seine? La mortalité s'est élevée dans ces villes à un chiffre qui a alarmé toute la contrée, il y a donc là un agent producteur qui s'est multiplié d'une manière prodigieuse sans perdre d'intensité et a envahi, en quelques jours, toutes ces cités. Nous avons remarqué à Toulon, par une journée de vent d'Est, ce que nous avons vu à Marseille par le vent du Nord.

L'insecte est donc repoussé tourmenté par le

vent, et contraint de se réfugier dans les maisons, où il attaque ceux qui croient trouver un refuge assuré. D'où il résulte que non-seulement par un grand vent, on est plus à l'abri des atteintes du fléau, dans les rues qu'à l'intérieur des habitations, mais encore que le fléau a un instinct et que dès lors il est animé. La difficulté consiste donc à trouver le moyen de détruire cet insecte; c'est ce que nous expliquerons plus loin. Revenons à son entrée à Marseille.

Le quartier St-Jean est attaqué le premier, on a voulu mettre cette attaque sur le compte de la malpropreté, mais la véritable raison à notre point de vue, c'est que la maladie a été débarquée à cet endroit même, et que de là, après un séjour assez prolongé par un temps favorable, elle est entrée en ville dans les beaux quartiers comme dans les petites rues, ce qui prouve que l'insecte cherche autant la propreté que la saleté.

On a remarqué, et cela confirme bien mon opinion, que les individus qui travaillent dans des usines émanant une odeur forte ont été non seulement préservés, mais encore que le voisinage de ces fabriques ont été aussi à l'abri des atteintes du fléau; cela s'explique par l'aversion profonde que l'insecte éprouve pour ces odeurs pénétrantes. Par la même raison les ouvriers qui travaillent le cuivre les acides ont moins de prédisposition à être atteints du choléra; il en est de même d'un homme qui fume et qui prise, et de celui qui exhale une haleine fétide. Toutes ces émanations chassent puissamment les insectes, et n'ont aucune influence sur les miasmes; en effet chez les uns il est repoussé par la mauvaise odeur de l'haleine; chez les autres, par celle du vert-de-gris ou des acides, et enfin chez les ouvriers qui travaillent aux huileries aux fabriques de savon, il est pris par les vêtements graisseux et gluants que ces hommes portent sur eux et par les objets qu'ils touchent à chaque instant.

De l'influence des miasmes.

Nous sommes, dit-on, sous une influence atmosphérique dont nous pouvons tous être atteints; la moindre imprudence peut déclarer le choléra en nous. Cette influence atmosphérique n'est autre chose que l'influence de la peur. La vue de tant de malheureuses victimes frappées sous nos yeux par un ennemie contre lequel nulle arme peut nous mettre à l'abri, la désertion qui s'opère dans les villes cela suffit pour nous faire perdre notre sang-froid et nous mettre sous une influence à laquelle nous ne pouvons résister.

Soyons pourtant persuadés d'une chose, c'est que, tant que l'agresseur (1) ne nous

____

(1) Je considère l'insecte comme agresseur attendu qu'il dompte l'homme, mais il peut se faire que nous le respirions par hasard, cela ne change rien aux principes que je vais exposer, c'est pourquoi il est inutile de chercher à éclairer cette question, si nous le respirons par hasard les insectes sont en plus grand nombre que s'ils cherchent à nous attaquer.

a pas attaqués, nous sommes tout-a-fait exempts de germes cholériques; mais aussitôt que les premiers symptômes se déclarent, si l'épouvante se mêle au mal elle opère en nous un bouleversement capable de nous donner la mort, tandis que celui qui peut rester calme est presque assuré de sa guérison, en traitant la maladie sérieusement et à son début.

Quelques-uns attribuent la présence du choléra à un gaz qui manque dans la composition de l'air, qui est nécessaire à la vie de l'homme; ils s'appuient sur ce qu'il y a des cas plus foudroyants les uns que les autres; mais si nous admettons que ce gaz manque dans la composition de l'air, comment admettre qu'il ne manque que sur un espace déterminé sur telle ou telle ville, par exemple; il faudrait alors qu'il s'étendit au moins sur tout un arrondissement et même sur un département tout entier et d'une très courte durée, tandis que nous le voyons passer d'une ville à un autre, et laisser sur son passage des cités qui ne sont pas atteintes; la marche de cette

colonne d'air, privée d'un de ses éléments
essentiels, devient donc incompréhensible.
Quant aux cas foudroyants, nous ferons ob-
server qu'il en est de cette maladie comme de
beaucoup d'autres, et que ces cas proviennent
de plusieurs circonstances.

D'abord, ces insectes, quoique de même
nature, ne possèdent pas tous le même degré
de venin ; ensuite comme ils n'attaquent
qu'intérieurement. Il est probable qu'ils ne
portent pas tous leurs coups au même point
du corps et avec la même intensité.

Nous remarquons que les cas foudroyants
arrivent en général au début du fléau, et proviennent de ce que, n'étant pas prévenu, un
individu atteint d'une diarrhée, par exemple,
l'attribuera aux fortes chaleurs ou à la fatigue
et ne la combattra pas énergiquement, alors
qu'il faudrait user de tous les moyens possibles pour s'en débarrasser ; le mal se déclare
ensuite et en quelques heures la maladie
compte une victime de plus. Le fléau se déclare alors, chacun se met en garde. Ces
exemples foudroyants deviennent alors plus

rares, et si les remèdes sont impuissants, la vie du malade est au moins un peu prolongée.

Il est aussi certains tempéraments qui résistent davantage, soit à un empoisonnement, soit à une autre maladie; ainsi par exemple, un empoisonnement par les champignons ou toute autre substance vénéneuse, se déclare dans une famille, tel individu en mourra, tel autre sera gravement malade, lorsqu'un troisième ne sera peut-être que légèrement indisposé. Une attaque de choléra peut parfaitement produire les mêmes effets.

De la Contagion.

Le choléra est-il contagieux ou ne l'est-il pas? Cette question a été le sujet de mille discussions; et quel a été le résultat définitif? On ne le sait pas. Ceux qui prétendent qu'il est contagieux, ont raison jusqu'à un certain point, et ceux qui affirment qu'il ne l'est pas, ont raison aussi, attendu qu'il n'est

contagieux que d'une manière très incom-
plète; c'est ce que nous allons examiner.

Je dois dire d'abord, qu'on a fini par croire
généralement à la contagion par infection.
Les exemples cités à ce sujet ne changent
en rien les principes de l'insecte.

Ceux qui ont prétendu que le choléra était
contagieux, ont dit qu'il fallait avoir des
affinités avec le cholérique pour être atteint,
et qu'une certaine quantité de miasmes se
dégageaient du malade, que ces miasmes s'éten-
daient insensiblement et que tout ce qui se
trouvait dans leur rayon était soumis à leur terrible influence. Je crois qu'il n'en est rien de
tout cela, que celui qui est atteint du choléra
n'est pas plus contagieux qu'un autre, et que
si l'on est attaqué par le fléau autour d'un
malade qui est dans le piège de l'épidémie,
c'est parce que l'appartement dans lequel il
est déposé était infecté, avant même qu'on le
déposât. Le malade n'est donc pas contagieux,
mais il le devient après sa mort par ses
sécrétions, et voici de quelle manière : Aussitôt que le malade a rendu le dernier soupir,

l'insecte dont il a été victime, cherche à se dégager du corps dans lequel il est retenu prisonnier; s'il retrouve une ouverture quelconque il sort et il peut aller attaquer le premier individu qu'il rencontre sur son passage; s'il ne peut pas sortir de sa victime, il périt à son tour. N'a-t-on pas reconnu des insectes dans les vomissements et dans les selles des cholériques? Pourquoi donc en nier le principe? Si ces insectes se débarrassent de ces matières, ils peuvent faire de nouvelles victimes, voilà la contagion. (1)

Tous ces phénomènes qui ont paru mystérieux jusqu'à ce jour, ne peuvent s'expliquer que par la présence de l'insecte qui attaque l'homme par instinct en cherchant à se mettre à l'abri des intempéries de la saison : l'été il recherche l'ombrage et la fraîcheur, et si le vent souffle ou que la pluie tombe, il se hâte de rentrer dans les habitations; c'est ce qui

____

(1) C'est là qu'il est urgent de dissoudre ces matières le plutôt possible par les moyens incessamment publiés par tous les journaux.

explique pourquoi les premières pluies ont été si funestes à Marseille et à Toulon à l'époque de la maladie; elles ont produit les mêmes effets désastreux que les vents du nord et de l'est. Cependant une pluie torrentielle et qui arrive sans avant-garde, pour ainsi dire, peut produire d'excellents effets, parce qu'alors elle surprend l'insecte qui n'a pas le temps de se réfugier et qui est abattu par l'orage; malheureusement ce genre de pluie n'est arrivé que lorsque les pluies légères avaient exercé de terribles ravages.

Lorsque arrive la saison d'automne, l'insecte quitte les étages supérieurs, se rapproche du rez-de-chaussée, ne perdant pas la porte de vue pour entrer dans la maison vers la fin du jour; c'est pourquoi les portiers ont été si maltraités à Paris, où sur 220 victimes environ on a compté 45 portiers; l'insecte craignant la fraîcheur des nuits, cherche un asile dans les maisons et attaque celui qu'il rencontre le premier sur son passage.

Il me semble que tous ces faits démontrent assez la présence d'un insecte, et cette opinion est en même temps celle d'un homme éminent en médecine, le célèbre Raspail. Nous ne voulons pas développer son système; il est connu partout, à la campagne aussi bien qu'à la ville, et pour en faire l'éloge, il nous suffira de dire seulement que la plupart de ceux qui le combattent, le suivent en particulier, et en font la base spéciale de leurs traitements.

On s'est beaucoup préoccupé à Marseille de ce que, pendant l'épidémie de 1865, il y a eu beaucoup plus de cas à la banlieue que pendant les épidémies précédentes. Il est facile de comprendre que cela provient de ce que les maisons de campagnes sont en plus grand nombre envahies à une première attaque du fléau, et que les affaires appelant à la ville la plupart de ceux qui l'avaient abandonnée, chacun s'en retournait à la campagne emportant avec soi quelques sujets sans s'en apercevoir, et l'insecte a été ainsi apporté de la ville dans la banlieue où il a exercé ses ravages plus terribles encore qu'à la ville, par la raison que les secours sont toujours moins prompts à la campagne qu'à la ville. Le fléau a pu aussi s'introduire dans la banlieue par les feux que l'on a eu l'imprudence d'allumer dans ces différents quartiers.

Des Feux.

Le seul résultat utile que produisent les feux, c'est de ranimer un peu le moral abattu des individus, sous les yeux desquels tant de victimes ont été frappées ; mais d'un autre côté, ils peuvent être la cause de graves accidents ; car ils ne font que déplacer l'insecte qui se tient un peu à l'écart et attaque les individus qui contemplent ce spectacle à une certaine distance. Un grand feu peut éloigner les insectes, par un extrême calorique ; mais ils vont alors se réfugier dans une autre rue, ou dans un autre quartier et si, ce qui n'est guère possible, le feu était assez puissant pour le chasser complétement, ils iraient alors attaquer un pays voisin. Nous avons vu pendant la dernière épidémie, la ville de Toulon distribuer du bois dans les différents quartiers pour faire de ces feux, mais nous l'avons vue aussi déclarer qu'ils ne produisaient aucun effet salutaire; pour mon compte, cette déclaration ne m'étonna nullement, attendu que j'avais déjà étudié les résultats que pouvait produire les feux, et je les avait trouvé inutiles.

Je vais plus loin, et je dis même que ces feux sont dangereux dans un pays qui n'est pas attaqué et qui se trouve près d'un autre qui est atteint; cela se conçoit parfaitement: l'insecte, n'a besoin, dans ce cas, pour se transporter d'un pays dans un autre, que de la lueur de la flamme; il affronterait même le vent et le croiserait, jusqu'à un certain point, pour arriver à la clarté produite part le feu.

Il ne serait donc pas étonnant d'entendre dire que Soliès-Pont a eu l'imprudence de faire des feux en 1865 au moment où l'épidémie ravageait Toulon; dans ce cas un groupe d'insectes partant de cette dernière ville aurait pu parfaitement se diriger sur Solliès-Pont, à la lueur des flammes, et ici le nombre des assiégés n'étant pas en rapport avec celui des assiégeants, l'attaque a été meurtrière. S'il en était autrement pourquoi le choléra ne se serait-il pas arrêté à la Valette, à Ferlède, à la Crau qui sont des villages intermédiaires? ou pourquoi ne se serait-il pas perdu dans les montagnes qu'il a cotoyées? C'est parce que le fléau déteste naturellement la montagne et la campagne.

Basé sur ces diverses observations et désireux de me rendre utile à mes semblables, je m'adresserai directement au peuple en général, puisque c'est par lui que les armes doivent être dérouillées, au risque d'être traité de fou par les uns et loué par les autres, je me consolerai en pensant que la critique est aisée, mais l'art est difficile; pour les derniers, je les en remercie d'avance.

Phaelton ne fut-il pas traité de fou par le conseil du 1er Empire, quand il proposa de construire des bateaux qui iraient sans voile, chacun connaît les graves conséquence de ce refus. Dieu fasse que je n'aie pas à subir les mêmes conséquences et renvoyer à plus tard des tristes regrets.

Les grandes idées viennent des grands hommes, mais quelquefois aussi elles émanent d'une intelligence ordinaire, et les grands talents les développent ensuite. Je ne prétends pas me mettre au rang des grands hommes, mais je serais heureux d'être au rang des hommes utiles; je ne suis qu'un mécanicien dévoué à mon travail, et bien que mon nom occupe une honorable place sur la liste des inventeurs et des médaillés, j'ai toujours été l'esclave du travail et de la tranquillité, et l'ennemi déclaré du charlatanisme. Il a fallu un sujet sérieux comme celui que je traite en ce moment pour m'émouvoir et pour me faire abandonner un instant les recherches mécaniques, pour me livrer aux recherches mystérieuses qui occupent tant de grands esprits aujourd'hui et qui se voient tous les jours défiés par le fléau.

« C'est ce que nous avons entendu dire à
l'honorable M. Tollon, membre de la com-
mission administrative des hospices de Marseille, sur la tombe du regrettable élève feu
Louis Mathieu :

« On ne réfléchit pas assez, Messieurs, disait-
il, hors de l'enceinte des hôpitaux, à tout ce
qu'il faut de courage obstiné et d'héroïque
abnégation pour lutter jour et nuit contre ce
fléau qui a jusqu'ici défié tous les calculs, et
devant lequel les hommes de sciences se
trouvent en quelque sorte désarmés. »

Puisqu'il en est ainsi, je n'hésite pas à prendre les armes et à entrer en lice ; si mon système ne réussit pas j'aurai du moins la satisfaction d'avoir travaillé à me rendre utile à
mes semblables, et je pense que chacun saura
apprécier le louable motif qui me fait agir.

La destruction du fléau consiste dans ceci :
L'attaquer aussitôt qu'il apparaît, avant qu'il
attaque lui-même et dans son propre foyer.
Je veux au lieu de le chasser, l'enfermer dans
la première ville où il se déclarera et le détruire avant qu'aucun émigration s'effectue

pour éviter ainsi qu'il se répande dans les villes environnantes en lui fermant en même temps les portes de notre empire. Voilà le but que je me suis proposé d'atteindre.

Avant d'aller plus loin, disons un mot sur la lumière, sans laquelle, chacun le sait, nous ne serions rien du tout ; aussi le Créateur a-t-il commencé l'œuvre admirable de la création par la lumière ; l'homme ne s'est pas contenté de cette lumière céleste, il en a créé une autre artificielle pour suppléer à la première pendant son absence. Les hommes aiment et recherchent donc naturellement la lumière : si nous considérons un peu les animaux, nous trouvons qu'ils ont aussi une certaine tendence à s'approcher de la lumière ; il n'y a guère que les animaux féroces, qui, en raison de la crainte que leur inspire l'homme, fuient la lumière. Mais d'un autre côté, les insectes la recherchent en général, et c'est pouquoi ils s'acclimatent mieux à la ville qu'à la campagne en raison de la clarté qui règne pendant la nuit dans les grandes cités ; cette lumière attire même les insectes qui se sont quelque peu écartés de la ville et les rappelle dans la contrée; si le quatier St-Antoine a été si cruellement éprouvé, c'est parce qu'il se trouve sur le passage que devaient suivre les insectes attirés par l'éclat lumineux que présente le port neuf, et transporté par la grande circulation qui s'effectue par cette route.

Il est donc reconnu que la ville est le foyer de la maladie et par conséquent des insectes; et bien qu'ils se transportent tantôt dans un quartier tantôt dans un autre, ce n'est là qu'un simple mouvement qu'ils opèrent, mais ils ne désertent guère la ville, à moins qu'ils ne soient attirés par une cause particulière, telle que la vue d'un grand feu à une certaine distance, lorsqu'ils sont en mouvement.

Puisque l'insecte recherche la clarté, nous alons essayer de le prendre au moyen de la lumière, en la combinant d'une manière convenable.

Prenons pour point de départ l'apparition de la maladie: puisque nous reconnaissons la présence d'un insecte dans la maladie, c'est contre cet insecte qu'il faut nous mettre en garde; d'abord il faut éviter autant que possible de faciliter son entrée dans les habitations et cela en ne pas éclairant la lampe avant d'avoir fermé la fenêtre, parce qu'à l'approche de la nuit l'insecte est en mouvement et ne trouvant pas de lumière extérieure il se dirige sur les lumières intérieures; mais il faut que ce soit une lampe ordinaire à huile ou une bougie à flamme découverte; une lampe à schiste ou à pétrole ne remplirait pas les conditions voulues. De même les magasins éclairés par des becs de gaz brûlant à l'air libre sont munis de bons défenseurs, sans que l'on s'en doute, surtout si la clarté n'est pas trop forte, car alors, attiré par la lumière l'insecte s'y précipite dessus et se brûle; si au contraire, elle est trop intense, le calorique qu'elle émane à une certaine distance, prévient l'insecte du danger et il voltige alors dans l'appartement. Le bec de gaz placé au commencement de l'escalier d'un hôtel préserve encore mieux que celui des magasins, par la raison qu'il ne donne en général qu'une faible clarté et que le passage étant plus restreint, l'insecte se prend plus facilement; il faut en outre modérer un peu la clarté des becs qui éclairent les appartements, et cela suffira pour se mettre à l'abri de l'invasion du fléau.

Les hommes qui travaillent dans les bureaux ou dans les ateliers une partie de la nuit doivent se conformer aux mêmes prescriptions. C'est surtout dans les hôpitaux qu'il faut utiliser la lampe qui brûle pendant la nuit et modérer sa clarté de manière à la rendre propre à éclairer et à protéger la salle où elle est placée. Cette lampe a jusqu'ici rempli ce dernier but sans que l'on s'en doutât, et ce qui le prouve c'est que les hôpitaux n'ont guère fourni de ces cas cholériques, en dehors de ceux qui y ont été transportés atteints, ou des malades portants déjà en eux-mêmes les germes du mal, mais sans être encore déclaré.

Il est bon d'utiliser les lampes qui servent à l'éclairage des appartements, mais elles ne sont pas suffisantes, il faut les multiplier et en diminuer l'éclat.

Dans les villes, par exemple, les maisons ont en général une grande porte de magasin et une porte d'entrée à côté, donnant accès à l'escalier, c'est derrière cette porte d'entrée qu'il faut poser la première lampe ou une veilleuse seulement à une hauteur de 50 cent. environ, remonter l'escalier et en mettre une à chaque contour, de manière que de l'une on n'aperçoive pas l'autre, autant que possible, sans cependant que la distance soit trop grande. La première lampe reçoit les insectes qui entrent, et les autres, ceux qui auraient pénétré dans la maison avant l'éclairage des lumières. Ce sont ces lampes qui remplissent le mieux le but que l'on se propose d'atteindre, car c'est le plus souvent par la porte que l'insecte pénètre dans les maisons, surtout lorsque la saison est un peu avancée et que l'insecte a perdu un peu de vigueur.

On peut aussi purifier une chambre à coucher en la rendant obscure pendant le jour et en y faisant brûler une veilleuse ou une lampe à faible clarté que l'on éteindra en se couchant ou que l'on placera dans un autre appartement de manière que l'alcôve de la chambre soit complétement obscure.

Enfin il faut avoir soin de placer pendant la nuit une de ces lampes dans chacun des appartements que l'on doit occuper pendant le jour, et les disposer de manière que de l'une on n'aperçoive pas l'autre.

La lampe offrira à l'insecte le même charme qu'elle présente au papillon, et comme ce dernier, il voltigera autour jusqu'à ce qu'il soit pris. Le système compris, la moindre intelligence saura tirer parti de la distribution des lampes, qu'il faut considérer comme des fusils à aiguilles contre le choléra, toujours chargés, tirant sans cesse.

Cependant, malgré toutes ces précautions et ces moyens de défense, l'insecte pourrait se trouver dans une saison favorable à la reproduction, et, charmé par le beau temps du dehors, il ne chercherait pas à entrer dans les habitations; dans ce cas les piéges tendus au dedans ne suffiraient plus; il faudrait en placer au dehors, tout en conservant les premiers, et voici de quelle manière: d'abord

les réverbères devraient être interdits et rem-
placés par quelques lampions placés sur la
façade de chaque maison et des édifices publics
il faudrait ensuite en placer un ou deux sur
chaque arbre des promenades et des cours,
suivant leurs dimensions et surtout sur le
gazon des parterres et autour des fontaines. Il est vrai que la ville présentera
pendant quelques nuits un aspect peu riant,
mais qu'importe si, peu de temps après on a
la satisfaction de voir que cet air de tristesse
que répandait la ville a été la mort du choléra.
On chantera alors le triomphe remporté sur
un ennemi terrible et peut-être la délivrance
de quelques milliers de victimes.

On objectera peut-être que les jours de vent,
il sera impossible de tenir ces lampes allumées;
je répondrai que ces jours-là, de quelque
côté que vienne le vent, les lumières doivent
être placées entre la persienne et la croisée;
car l'insecte cherchant un abri contre le vent
passera à travers la persienne, et, arrêté par
la croisée en même temps qu'il est attiré par la
veilleuse, il se prendra à la lumière. On peut

ces jours-là éclairer les réverbères, attendu que l'insecte, tourmenté par le vent, ne tourbillonnera pas autour de leur clarté. Cependant pour augmenter l'efficacité des lampes, disposées derrière les fenêtres, il serait bon de n'en éclairer qu'une partie.

On se demandera peut-être si nous serons obligés de répéter souvent cette opération qui parait vraiment un peu ennuyeuse. Je répondrai que la première année que l'on mettra ce système en exécution, sera la seule année d'épreuve ; car après que l'efficacité de ce moyen de préservation et de destruction, aura été reconnue, au lieu d'attendre l'arrivée du fléau, on ira l'attaquer au lieu même de sa naissance, et on le détruira avant même qu'il fasse son entrée en Europe.

Il faut donc qu'à la première attaque du choléra, la lampe soit allumée, et si le fléau ne prend pas une grande extension les lumières suffiront, mais si ses ravages deviennent trop grands il faut alors supprimer les réverbères et les remplacer par les lampions, comme je l'ai expliqué ci-devant.

Par le même principe, je croirais combattre la peste. Ce terrible fléau qui commence par un bouton ne saurait avoir d'autre cause que la piqûre d'un acare ou de tout autre mauvais insecte parasite, avec la différence que l'insecte du choléra attaque à l'intérieur du corps et celui de la peste attaque à l'extérieur.

Tout le monde sait que la classe des insectes comprend une infinité d'espèces différentes qu'il serait bien difficile de compter. Parmi ces insectes, comme on le voit, plusieurs sont nuisibles; il faut donc que chacun de nous use de tous les moyens possibles pour combattre ces ennemis terribles et délivrer l'humanité des fléaux qui la menacent. Jusqu'à présent ces épidémies nous ont été apportées presque exclusivement par des navires venant des pays infectés, et tout porte à croire que nous aurons encore plus à craindre lorsque le percement de l'isthme de Suez sera achevé, car alors les communications étant plus fréquentes, les insectes nous arriveront en plus grand nombre, et c'est alors surtout qu'il faudra attaquer le mal à sa source et ordonner que dans les villes où prendra naissance l'épidémie, on mette en exécution le système que je viens d'exposer, et que toute communication avec l'étranger soit immédiatement interdite pour quelques jours.

Conclusion.

Voici, d'après le système développé ci-devant, quels sont les moyens particuliers que chacun doit employer pour prévenir la maladie.

Les moyens préventifs et hygiéniques contre le choléra sont connus de tout le monde, les publications de ce genre n'ont pas fait défaut, et si parmi ces moyens indiqués, il y en a de peu efficaces, il n'y en a point de nuisibles. Je me bornerai donc à en reproduire quelques-uns des plus essentiels et à recommander quelques nouvelles précautions qui n'ont jamais été prises en considération, toujours en la vue du système développé ci-dessus.

1° Il est bon de prendre en se levant un très-petit verre de liqueur aromatique, telles que chartreuse, alcool de menthe, liqueur hygiénique de Raspail, les élixirs vermifuges et autres analogues; il faut s'en gargariser seulement et en user avec modération afin de pouvoir le répéter plusieurs fois pendant la journée sans irriter les intestins.

2° Si l'on est obligé de sortir le matin il faut juger suivant l'heure qu'il est, si l'insecte doit préférer le soleil ou l'ombre; ainsi au lever du soleil l'insecte le préférera et en avançant dans le jour il préféra l'ombre; il faut alors chercher l'inverse.

Sur le soir, en vertu du même principe, suivre la même ligne de conduite.

3° On doit faire usage du tabac, priser, fumer autant que possible et les personnes qui ne peuvent pas en user doivent le remplacer par l'usage du camphre.

4° Il faut s'abstenir autant que possible des crudités, surtout si elles ont passé

la nuit sur la place d'un marché, adopter une
nourriture fortement épicée, alliacée même.

5° Éviter les ombrages qui se trouvent aux
bords des cours d'eaux autour des fontaines,
des jardins qui se trouvent dans l'intérieur
des villes, publics ou particuliers.

6° Les jours de vent il faut rester de pré-
férence dehors et si l'on est obligé de rester
dedans, il faut établir un courant d'air assez
puissant et éviter les recoins, il faudra ensuite quitter l'appartement le plutôt possible
et le purifier par la lampe.

Les jours de pluie le danger est encore au
dedans, il n'y a que le moyen de fermer la
porte à l'insecte avant le commencement de
la pluie.

7° Évitez les vases de verdures sur vos
fenêtre, balcons ou terrasses et les cafés
jardins.

8° Méfiez-vous de l'étalage d'un marchand
d'herbes et restez si peu que possible sur le
marché surtout le matin.

9° Abandonnez pendant l'épidémie vos
longues et respectables moustaches et

barbes, tel insecte vous effleurerait le visage qu'il s'embrouillera dans votre barbe et peu à peu s'introduira dans votre corps, la barbe repoussera après l'épidèmie, et si vous succombez tout est fini.

10 Fermez les portes et fenêtres avant d'éclairer la lampe à huile ou la bougie, qui doit remplacer la lampe à schiste ou à pétrole, ou le bec de gaz qui doit brûler à l'air libre et à clarté modérée.

11 Évitez de faire des feux devant vos maisons et surtout de les contempler à distance.

12 Enfin dans les appartements qui doivent être occupés pendant la nuit, on doit les purifier en les rendant obscurs pendant le jour et en y faisant brûler une petite veilleuse que l'on éteindra en se couchant, et purifier de la même manière, la nuit, les appartements qu'on doit occuper le jour.